JN058163

放射線検査で使える英会話

Patient Communication in Radiology

～ 検査説明は英語の時代 ～

国立研究開発法人　国立国際医療研究センター病院
放射線診療部門　副診療放射線技師長

光野　譲
YUZURU KONO

医療科学社

はじめに

　私は約二十年に渡り診療放射線業務に従事してきました。今さらながら国際化がかなりのスピードで進んでいることを感じます。病院内で外国人対応することはごく当たり前の出来事になりました。この現象は今後さらに加速することが予想されます。言い換えれば外国語（特に英語）を使うことが"must項目"になりつつあるということです。

　では思い切って時代の先取りをしたらどうでしょうか？
　2020年は丁度東京オリンピックを控えています。
　放射線スタッフが英語で患者接遇ができたらいいなと思いませんか？
　本書は、こんな単純な思い付きから企画されました。

　情報化社会の今、医学英語に関する本は山ほどあります。
　ネット情報も入れればその数は天文学的な数字にのぼります。
　「英語を勉強したいのだけれど、どうしたらよいかわからない！」とよく質問を受けます。
　そんな時私は決まってこう答えます。
　「情報に振り回されないことです。あれもこれもと詰め込むのではなく医療の現場で本当に必要なものを効率良く勉強するのがよいですよ。」

　この本は実際に診療放射線業務に携わる人達から、英語で外国人を接遇する際に困ったことや伝えたい事柄を調査した結果に基づいて作成しています。
　診療放射線技師以外の関係者（受付、看護師の方々）にもきっ

とお役立ちできると思います。

　本書は携帯に便利なようにポケットサイズにしてあります。

　また検査説明用スライドはダウンロードできるようにしてありご自由にお使いいただけます（http://www.iryokagaku.co.jp 書籍紹介ページより）。

　いわゆる会話集のようなものを避け、解説を増やし楽しめるよう工夫しました。

　ここで使用している英語は無愛想な印象を与えかねない"Globish"は避け、できる限り自然なアメリカ英語を使っています（自然会話サンプル）。

　医学英語特有の発音が難の単語にはルビをふり、ストレス箇所は朱色標記にしました。

　上級者にお使いいただきたい事項には ☺ をつけています。

　この ☺ 項目については、「ちょっと難しいな」「必要ないな」と思われた時はどうぞ飛ばして読み進めてください。

　✍で始まる項目は英語のトリビアです。楽しみながら英語の知識を増やしてください。

　この本が、放射線検査に従事する方々のお役に立てることを心から願います。

　最後に、本書の出版に多大なる協力をいただいた医療科学社に心からの謝意を申し上げます。

2020 年 3 月

国立研究開発法人　国立国際医療研究センター病院

放射線診療部門　副診療放射線技師長

光野　譲

contents

もくじ

本書の見方
- 医学英語特有の発音が難の単語にはルビをふり、ストレス箇所は朱色標記にしました。
- ☺ 上級者にお使いいただきたい事項には ☺ をつけています。「ちょっと難しいな」「必要ないな」と思われた時はどうぞ飛ばして読み進めてください。
- ✍で始まる項目は英語のトリビアです。楽しみながら英語の知識を増やしてください。
- 検査説明用スライドのダウンロードはこちら
http://www.iryokagaku.co.jp 書籍紹介ページ

放射線科受付

　患者は最初受付を通ります。ここで放射線科の第一印象が決まります。外国人患者への印象を良くするちょっとしたフレーズを集めました。

☑挨拶

おはようございます / こんにちは / こんにちは

Good morning. /Good afternoon. /Hello.

時間帯によって使い分けが必要ですがフォーマルな印象を与えてくれます。
Hello. は時刻に関わらずいつでも使えます。フォーマルでもカジュアルでもなく便利な言葉です。
Hi. はカジュアルな印象を与えます。
まとめます。
フォーマル度が高い順に
Good morning. / Good afternoon. > Hello. > Hi.
です。

☑患者確認

お名前と生年月日を教えてください。

May I ask your full name and date of birth＊, please?

＊ full name は family name（名字）と first name（名前）両方含みます。

6

birth day は〇月〇日のいわゆる"お誕生日"という意味ですので、西暦を含めた回答がないかもしれません。
ぜひ date of birth をお使いください。

さらにリストバンドバーコードでスキャンをする場合は、

(手首の) バーコードを見せてスキャンさせてください。

Can I see/scan your barcode (on your wrist) ?

バーコードを見せてもらえませんか？

Will you show me your barcode, please?

などと言えば完璧です。すっと手首を差し出してくれるはずです。

☑予定の確認

X線検査の予定ですね。

You are supposed to take an X-ray today.

CT検査の予約ですね。

You are supposed to take a CT scan today.

予約時刻は 10:00 ですね。

Scheduled time is 10:00 am.

7

☺ 予定通りに事が運ばないのが世の中です。

例えば救急が多く 30 分ほど遅れそうです。

あらかじめ患者にお伝えしておいたほうがいいときはこんなふうにお伝えして了承を得るのがスマートです。

本日は救急搬送が多く、予定より検査が 30 分ほど遅れています。

We have many ambulances today, and we are running behind schedule by 30 minutes.

どうぞご理解ください。

I appreciate your understanding.

（感謝の気持ちを忘れずに付け加えます）

☑ご案内例

施設に準じて修正ください。

（Showing a building map to the patient）

（案内版を提示しながら）

今こちらにいます。

You are now here.

（To get an X-ray）（X 線検査）

こちらを進んでいただき次の角を右に曲がってください。待合室があります。

Go this way and turn to the right at the next corner. Then you will see a waiting room.

（To get a CT）（CT 検査）

こちらの廊下を突き当たりまで進んでください。待合が左側にあります。

Go this way to the end of the corridor. Then you will see a waiting room on your left.

スタッフが対応するまでお待ちください。

Please wait there until the staff＊ come/comes and help/helps you.

＊ staff　従業員、職員
　集合名詞であり職員全体を表します。三人称単数とするかしないかは使う人によります。

☑患者からありとあらゆる問い合わせを受ける受付ですが、最もよく聞かれるのが、
What am I supposed to do next?
次はどうすればよいの？
そこで回答をいくつか用意しておきます。

1. 採　血 : You are supposed to be sampled blood.
　　　　　　次は採血です。
2. 心電図 : You are supposed to take an EKG/ECG＊.
　　　　　　次は心電図です。
3. 診　察 : You are supposed to see your doctor.
　　　　　　次は診察です。
4. お会計 : You are supposed to pay the bill.
　　　　　　次は会計です。
＊心電図　英 : Electrocardiogram, ECG、独 : Elektrokardiogram, EKG

☑検査画像複製依頼

　日本で撮影した画像を本国に持ち帰る方も多くいらっしゃいます。待ち時間は検査内容によりますが、30 分程度かかるようでしたら、

CD/ フィルムの作成には 30 分かかります。

It will take about 30 minutes to make/create your CD/films.

とお伝えします。

ご不便おかけします。

☺ **Sorry for your inconvenience *.**

などと言葉を添えるとよいでしょう。

＊ inconvenience とは convenience の否定語で不便なという意味です。

in-, il-, im-, ir- は単語の前について否定語を作ることができます(77 ページ参照)。

例) illogical　論理的でない　　イロージカル
　　 infinite　無限の　　　　　インフィニット

　目の前で待っていただくのもお互い緊張？ してしまいます。待合をご案内する時に使えるのが、

あちらのロビーでお待ちください。

**Please wait in the lobby over there./
You can wait in the lobby over there.**

10

などです。

　時間がかかることが予想される時は、

CT の読影結果をお渡しするのに１時間 30 分かかります。ご理解ありがとうございます。

It will take about 90minutes to give you the result of the CT. Thanks for your under standing.

　などと伝えておきます。

☑病診連携

　他院紹介されていらした方から「結果はどこで聞いたらいいの？」などと聞かれた時、１週間以内に紹介元病院の主治医からお伝えする場合でしたら、

１週間以内に結果は主治医に送られます。

Your doctor will have the result of your (medical) exams within a week.

　となります。

☑対応しきれない！

　こんな対応で苦境？から脱出しましょう。

少々お待ちください。☺英語が話せる者を呼びますので

**Just give me a minute.
☺We will have someone＊（coming in）for help.**

＊ an interpreter など難しい単語を使わず誰かの助けと言い換えてみましょう。より自然な英語に近づきます。

●自然会話サンプル

PT: Patient，Receptionist: 受付

PT）Good morning.

おはようございます。

Receptionist）Good morning, sir.

おはようございます。

PT）I am Mark Green to take a CT today.

僕はマーク・グリーンで、今日はCT検査を受けにきました。

Receptionist）May I ask your full name and date of birth, please?

お名前と生年月日を教えてください。

PT）Mark Green. 4th of July, 1955.

マーク・グリーン。1995年7月4日生まれです。

（コラム「数字を克服する！」を参照）

Receptionist）Can I scan your wrist band?

リストバンドを失礼します。

You are supposed to take at 10:30.

10時30分の予約ですね。

We have many ambulances today, so your scheduled might be delayed by 30 minutes.

今日は救急車が多くて検査は予定時刻より30分ほど遅れるかもしれません。

PT）30minutes! Then I can read some paper during that time.

30分か。じゃ新聞でも読んでるよ。

Receptionist）Thanks for your understanding.

ご理解ありがとうございます。

12

Go this way to the end of the corridor. Then you will see a waiting room on your left.

こちらを奥まで進んでください。待合が左側にあります。

Please wait there until the staff come and help you.

スタッフが対応するまでお待ちください。

PT) Thanks for your help.

対応ありがとう。

☺ 番外編) 困っていそうな外国人患者へ話しかける ──

ふと廊下を歩いていると患者待合で不安そうにしている外国人患者をみかけました。こんな時は勇気を出して話しかけてください。患者さんはあなたのことをきっと天使に思えるはずです。

Staff: 職員

PT: Patient

Staff) Excuse me. Did somebody help you?

失礼ですが、誰か対応した者がおりますか。

PT) No, not yet.

いいえ。

Staff) Can I have your full name and date of birth?

お名前と生年月日を教えてください。

PT) Mark Green. 4th of July, 1955.

マーク・グリーン。1995年7月4日生まれです。

Staff) Thank you. Give me a minute and I will check that out.

ありがとうございます。調べますので少々お待ちください。

Staff) We have not found your name on our patient list

today.

お調べしたところ本日の検査リストに名前が見つかりませんでした。

Did you go to the check-in counter?

受付に行かれましたか？

PT）No. I do not have any idea how to get there.

いいえ。行き方がわからないのだけど。

Staff）OK. Then let me take you there. Follow me.

ではお連れします。こちらへどうぞ。

PT）Thank you.

ありがとう。

Staff）You are welcome.

どういたしまして。

コラム	数字を克服する！

　確かに数字は世界共通の言語です。日本人は数字に強いというのは世界的によく知られています。ですが、英語で数字を「聞く！」「話す！」となると途端に自信がなくなる方が多いのではないでしょうか。

　ここでは 15 と 50 を使って解決策をタイプ別に 3 つお話しします。

1. 音声編（理論派）

　15 はフィフティーンとティーンに<u>ストレスをおいて</u>長めに言ってください。

　50 はフィフティーとフィフに<u>ストレスをおいて</u>長めに言ってください。

　😊 英語検定試験のリスニングテストではこのルールを知っているだけで得点アップが期待できます。

2. 音声編（実用派）

　15 は　ワン　ファイブ

　50 は　ファイブ　ゼロ

中学校の先生からは邪道としかられそうですが、実はネイテイブも結構使います。

3. ジェスチャー編（実戦派？）（日本人とは若干異なります）

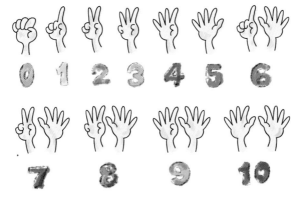

筆者もジェスチャー信者です！lol

検査時の患者接遇

　患者の協力がなければ良い検査は期待できません。効果的に検査説明を進めるために役立つフレーズを集めました。
　まずは挨拶です。

☑挨　拶

おはようございます。/ こんにちは。

Good morning. / Good afternoon.

時間帯によって使い分けが必要ですがフォーマルな印象を与えてくれます。
Hello. は時刻に関わらずいつでも使えます。フォーマルでもカジュアルでもなく便利な言葉です。
Hi. はカジュアルな印象を与えます。
まとめます。
フォーマル度が高い順に
Good morning. / Good afternoon. > Hello. > Hi.
です。

　続いて自己紹介、患者確認へと進めましょう。

☑自己紹介

本日担当する診療放射線技師の○○ ○○です。

I am ○○ ○○ , your radiologic technologist *
today.

＊職名：診療放射線技師に該当しそうな英語は radiographer, radiologic/radiological technologist, medical radiology technician など多数存在します。

詳しくはコラム「診療放射線技師を英語で言うと？」を参照ください。

☑患者確認

　ここでは国立国際医療センター病院患者確認の原則にならい、フルネームと生年月日を患者に言っていただくことを想定してありますが、ご所属の施設にあわせてアレンジしてお使いください。

1. May I have your full name and date of birth*, please?
2. ☺ For your safety**, can you provide*** your full name and date of birth?

* birth day は○月○日のいわゆるお誕生日という意味です。西暦を含めた回答が常に期待できませんので避けたほうがよいです。

** For your safety　（医療）安全上
*** provide　与える
　　　プロバイド

　リストバンドバーコードで患者確認をする場合は、

（手首の）バーコードをスキャンさせてください。

Can I see/scan your barcode（on your wrist）?

　などと言ってください。すっと手首を差し出してくれるはずです。

☑前置き

来週予定されている CT 検査について説明させていただきます。

I would like to talk about your CT scan scheduled for next week.

☺ もし個室でお話しをするのでしたら、こんなコメントを添えると間違いなく印象アップできます。

プライバシー保護のため、ドアを閉めさせていただきます。

For your privacy*, I am closing the door to fully listen to you.

* For your privacy　プライバシー保護のため

"Thank you for your consideration/concern." などの言葉が患者から返ってくるはずです。

コラム　診療放射線技師を英語で言うと？

　診療放射線技師は英語で何といえばよいでしょうか？ とよく質問されます。国により実情が異なりますが、私はいつもこのようにお答えします。

　radiographer と radiologic/radiological technologist はほぼ同じ職業を指しますが、radiologic technologist がより好ましいとされています。

　時々 technologist の代わりに technician という単語をお使いになる方がいらっしゃいます。実際、アメリカには radiologic/radiology technician という職業も存在します。radiologic technologist と比較し、職域が限定されその分サラリーも抑えられているようです。

　日本の状況を考慮すると、**radiologic technologist** と名乗ることををおすすめします。

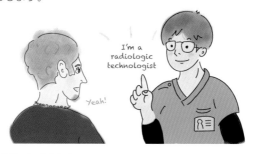

☑検査説明

　PowerPoint®ファイルはダウンロードしてお使いいただけます（http://www.iryokagaku.co.jp 書籍紹介ページより）。なお、重要ポイントは赤字にしてあります。

〈CT〉

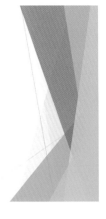

Introduction to
Computed Tomography(CT)scan

1

CT 検査説明

2

☑CTとは何ですか？

☑どうしてCTをするのですか?
　(X線検査だけではだめですか？)

3

What it is and why it is done

What is CT scan?
CT scan uses X-rays to take images of your body.
It does not hurt at all.

Why is it done?
Because CT scan helps doctors to observe* small structures
in your body, which cannot be done with the plain X-ray.

*observe: 観察する

4

CTとは？
ＣＴは人体をX線を使って画像化する装置です。
痛みを伴うことはありません。

どうしてCTをするのですか？
単純X線検査ではわからない細かな人体構造の観察が
できるからです。

5

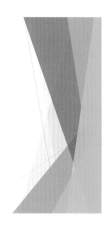

放射線の影響

☑リスクとベネフィット

☑体内埋め込み型医療機器
 (ペースメーカー)

☑妊娠の確認

6

Influence of radiation

▶ CT scan uses X-rays.
  However, the benefit you will receive is larger than the risk of irradiation*.

▶ If you have a (cardiac) pacemaker, tell the staff and bring your "pacemaker identification book*".

▶ If you are or may be pregnant*, be sure to tell the staff.

*irradiation: 被ばく
pacemaker identification book : ペースメーカー手帳
pregnant : 妊娠した

7

放射線の影響

▶ CT 検査ではX線による被ばくをしますが、検査から享受するベネフィットが被ばくのリスクを上回ります。

▶ 心臓ペースメーカーを埋め込まれている場合はスタッフにお申し出ください。またペースメーカー手帳をご持参ください。

▶ 妊娠中もしくは妊娠の可能性がある場合はスタッフにお申し出ください。

8

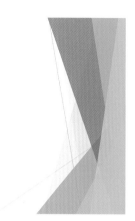

検査手順

☑患者確認

☑既往歴、造影剤副作用の確認

☑ 服薬について

☑位置決め時に身体を触ること

☑画像の障害陰影について

☑体の静止及び呼吸停止の必要性

☑検査時の異常時の伝達

☑検査にかかる所要時間

9

検査時の患者接遇

How the procedure is performed

▶ The staff will ask your full name, date of birth, medication, and the history of adverse effects.
▶ You may have to remove anything with metal and have to change into a hospital gown*. Because metal make the CT images blurry*.
▶ You must lie on the couch and stay still.
▶ The staff may align your body for your safety.
▶ The scanner is shaped like a donut and you will go through.
　Please tell the staff if you get nervous.
▶ You may have to raise your arms above your head.
▶ You may be asked to hold your breath at times to prevent blurring* of the images.
▶ The examination will take about15minutes.

a gown*　検査着　　blurry, blurring ぶれた、ぼけた

10

検査手順

▶ スタッフはフルネーム、生年月日、服薬、造影剤副作用暦についておきき します。
▶ 金属によりCT画像がボケ(ぶれ)ます。身に着けていらっしゃる金属は全て 取り外していただき検査着に着替えていただく場合があります。
▶ (検査中)寝台に横たわりじっとしていただかなくてはなりません。
▶ 安全確保のためスタッフがお体に触れる場合があります。
▶ CT装置はドーナッツ型で(検査中)その中を通過していきます。
　不安感が増大した場合はスタッフにお申し出ください。
▶ 両腕を頭上にあげていただく場合があります。
▶ 鮮明な画像撮影をするために息止めを数回お願いする場合があります。
▶ 検査は15分ほどで終了します。

ΙΙ

造影剤

☑既往歴、造影剤副作用確認

☑アルコール、ヨードによる消毒禁忌

☑授乳中の確認

☑造影剤を使用する旨と同意の確認

☑造影剤注入による熱感

☑注射もれの痛み

☑造影剤アレルギー対応

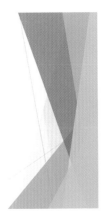

Ι2

Contrast Medium

▶ For a careful examination, contrast medium(material)/ dye will be used.
  You need to sign the consent form to perform this.
▶ If you are breast feeding recently, please tell the staff.
▶ We will use a needle and clean the injection site with alcohol.
▶ You may require multiphase scans to outline the vessels*.
▶ The medium is safe but the adverse effects* might occur*.
▶ When injected, you will notice a very warm feeling.
  But the feeling goes away quickly.
▶ The medium might leak outside the vessel.
  If you feel ill/a stinging sensation*, please let us know.

* Vessel 血管   adverse effects：副作用   occur：起こる   sensation 感覚

13

造影剤

▶ 精査目的の場合、造影剤が使用されます。
  この場合同意書に署名をお願いしております。
▶ 授乳中である方はスタッフにお申し出ください。
▶ アルコール消毒をし(静脈)注射していきます。
▶ 血管描出をするために数回スキャンをする場合もあります。
▶ 造影剤のきわめて安全ですが、まれに副作用を起こす事があります。
▶ 造影剤が注入されると熱感が起こりますが、すぐにおさまります。
▶ 造影剤は希に血管外漏出が起こります。
  気分が悪くなったり、痛みを感じたらお知らせください。

14

Side effects of iodine contrast

- Skin rash or hives
- Itching
- Headache
- Trouble breathing
- Rapid heart rate

Tell your doctor about any sensitivities to medication or any kidney problems.
Contrast material raises the risk of kidney failure if you are dehydrated*
or have a preexisting* kidney problem.

*dehydrated 脱水症状の   preexisting   既往の

15

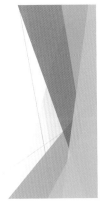

ヨード造影剤副作用

- 発疹、蕁麻疹
- かゆみ
- 頭痛
- 呼吸困難
- 動悸

薬に対しアレルギーの既往のある方、
腎疾患のある方はスタッフにお知らせください。
脱水状態であったり腎臓病の既往歴がある場合、
腎不全のリスクが増大します。

16

検査後

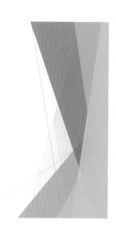

☑遅発性副作用の説明

☑摂食、飲水について

17

After the scan

▶ You will be able to go back home right away and return to your normal routine.

▶ Delayed adverse effects might occur even a week after the scan.
  Please contact us if that should happen.

▶ When contrast medium is used, drink lots of liquids* for 24 hours after the scan unless your doctor tells you not to.
  This would help you to urinate* the medium/dye out.

*liquid：飲み物
urinate：排尿する

18

検査後

- ▶ 検査終了後すぐに帰宅し、日常生活に戻ることができます。
- ▶ 遅延性副作用が検査一週間経って起きる場合があります。
  そのような場合はお知らせください。
- ▶ 医師による水分制限の指示がなければ、検査後24時間は水分を多めに摂取してください。造影剤の尿排出が促進されます。

19

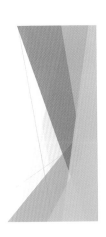

FAQ s

20

Q.特にお子様からの質問で 検査室に独りにされてしまうの？
Are you going to leave the room?

A.

▷ CTを操作するコンピューターが外
にあるからです。ただし窓もマイク
もついてるから心配ありません。

▷ The CT scanner is controlled from a
separate room. The technologist is
able to see you through the window.
You can communicate with him/her
on an intercom all through the exam.

▷ (幼い子供に対しては)

(鉛エプロンを着た)お父さん/お母さ
んがそばにいるから大丈夫だよ。

▷ No.

You are going to find your Dad/ Mam
(wearing an apron) close to you.

Everything is going to be just fine.

21

Q.検査結果は教えてもらえますか？
Can I have the result?

A.

▷ 当院の放射線科医が読影し結果を主
治医にお伝えします。

通常は検査2-3日後に主治医から
結果を聞いてください。

ただし至急の場合はその限りでは
ありません。

▷ Our radiologists will interpret your
scans and a report of the results
will be sent to your doctor within
several business days, sooner at
his/her request.

22

Q.薬は服用してても大丈夫ですか？
Is it safe to take medication before a CT scan?

A.

▶ 通常服薬されているお薬は問題ありません。

　ただし糖尿病の患者様に関しては主治医とご相談ください。

▶ Medication does not affect a CT scan, so you can take your regular medicines on the day.

　However, patients with diabetes should consult with the doctor on their medication.

23

〈MRI〉

Introduction to
Magnetic Resonance Imaging (MRI)

I

MRI　検査説明

2

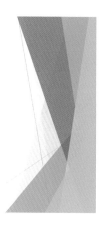

☑ MRIとは何ですか？

☑どうしてMRIをするのですか?

3

What it is and why it is done

What is MRI scan?

MRI scan uses magnets and radio waves to image the internal organ structure.

MRIs do not use X-rays.

Why is it done?

They may be done to provide more information seen on an X-ray, ultrasound, or CT scan. It is especially useful for looking at soft tissues and the nervous system*.

* 神経系

4

検査時の患者接遇

What it is and why it is done

MRI とは?
MRIは磁場とラジオ波を利用し人体臓器の画像をつくります。
MRIはx線を使用しません。

どうしてMRIをするのですか?
単純X線写真、超音波やCTでは得られない詳細な情報を得られるからです。特に軟部組織や神経系の診断に有用である事が報告されています。

5

磁場について

磁場と電波を利用していること

ペースメーカー、クリップ、人工内耳などの生体維持装置の確認

刺青について

妊娠の確認

6

Influence of magnet

▶ MRI scan uses powerful magnets and radio waves*.

No metal is allowed in the MRI room, because the magnetic field can attract metal.

Tell your doctor if you have any metal-based devices.
 Theses can include:
- Artificial heart valves
- Pacemaker or implantable defibrillator*
- Fillings* and other dental work etc.

 If you have some tattoos, you might have a tingling* sensation on the skin. The probability of an adverse reaction was between 0.17 and 0.3 percent.

▶ If you are or may be pregnant*, be sure to tell the staff.

*radio waves ラジオ波　*defibrillator 除細動器　*fillings 詰め物　*tingling ひりひりする　*pregnant 妊娠した

7

磁場の影響

▶ MRIでは強力な磁場とラジオ波を使用します。

磁場が金属を引き付けるため、検査室に金属を持ち込む事はできません。体内金属がある場合は主治医に申し出てください。
- 人工心臓弁
- ペースメーカもしくは埋め込み式除細動器
- 詰め物などの歯科治療　など

入れ墨をしている場合、皮膚がひりひりするかもしれません、が発生確率は0.17 ~0.3%程度です。

▶ 妊娠中もしくは妊娠の可能性がある場合はスタッフにお申し出ください。

8

検査手順

☑患者確認

☑所持する金属等の取り外しと検査着に着替えること

☑位置決め時に身体を触ること

☑検査中は狭いトンネルの中に入り、大きな騒音があり、時間の経過とともに熱感がでてくること

☑画像の障害陰影について

☑体の静止及び呼吸停止の必要性

☑検査時の異常時の伝達手段について

☑検査所要時間

9

How the procedure is performed

► The staff will ask your full name, date of birth, medication, and the history of adverse effects with safety check list.

► You have to get rid of all the metals and may have to change into a gown.

► The staff may align your body for your safety.

► You must lie on a table and slides into the machine. You must stay still. You might be completely or part of your body inside the machine. Please tell the staff if you are claustrophobic*.

► You may be asked to hold your breath at times to prevent blurring* of the images.

► You may have a warm feeling owing to radio waves.

► You might hear a loud noise like a construction site.

  You can ask for earplugs or headphones to muffle* the noise.

  You can communicate with the technologist on an intercom through the exam.

  You also will have a call button in the form of a squeeze ball so that you can let the technologist know if you have any problems.

► The examination will take about 30 minutes.

► Depending on your scan, a contrast medium will be used.

*claustrophobic: 閉所恐怖症の　　*muffle: 消す

10

検査手順

▶ スタッフはフルネーム、生年月日、服薬、造影剤副作用歴について安全チェックリストに従いお聞きします。
▶ 金属はすべて取り外していただき検査着に着替えていただく場合があります。
▶ 安全確保のためスタッフがお体に触れる場合があります。
▶ 寝台に横たわっていただいた状態で装置の中に入っていきます。 (検査中)はじっとしていただかなければなりません。
▶ お体の一部もしくはお体が完全に機械の中に入っていただきますので、閉所恐怖症の方はお申し出ください。
▶ 鮮明な画像撮影をするために息止めを数回お願いする場合があります。
▶ ラジオ波が原因で体が暖かくなる場合があります。
▶ 検査中工事現場のような音が聞こえる場合があります。
　　耳栓やヘッドフォンがお使いになれますのでお申しつけください。
　　インターフォンで検査中は、放射線技師と話ができます。
　ボール型の 緊急呼び出しボタンをお渡ししますので不快の場合は握ってお知らせください。
▶ 検査時間は約30分ほどです。
▶ 検査によっては造影剤を使用する場合があります。

11

造影剤について

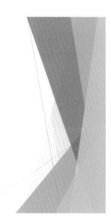

☑問診、同意書について

☑授乳中の確認

☑副作用について

12

Contrast Medium

▶ For a careful examination,
contrast medium(material)/ dye will be used.
You need to sign the consent form to perform this.
If you are breast feeding recently, please tell the staff.

▶ The dye often used in MRI is called gadolinium.
It is known to have few adverse effects.

I 3

造影剤

▶ 精査目的の場合、造影剤が使用されます。
この場合同意書に署名をお願いしております。
授乳中である方はスタッフにお申し出ください。

▶ MRIで使用される造影剤はガドリニウムと呼ばれています。
造影剤のきわめて安全ですが、極めてまれに副作用を起こす
事があります。

I 4

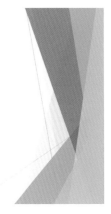

検査後の説明

☑検査結果について

☑摂食、飲水について

☑遅延性副作用について

15

After the scan

▶ You will be able to go back home right away and return to your normal routine. Our radiologists will interpret your scan and a report of the results will be sent to your doctor within several business days, sooner at his/her request.

▶ When contrast medium is used, drink lots of liquids* for 24 hours after the scan unless your doctor tells you not to.

This would help you to urinate* the medium/dye out.

▶ Delayed adverse effects might occur even a week after the scan.

Please contact us if it should happen.

*liquid：飲み物
urinate：排尿する

16

検査後

▶ 検査終了後すぐに帰宅し、日常生活に戻ることができます。
当院の放射線科医が読影し結果を主治医にお伝えします。
通常は検査2~3日後に主治医から結果を聞いてください。
ただし至急の場合はその限りではありません。

▶ 医師による水分制限の指示がなければ、検査後24時間は水分を多めに摂取
してください。造影剤の尿排出が促進されます。

▶ 遅延性副作用が検査一週間経って起きる場合があります。
そのような場合はお知らせください。

17

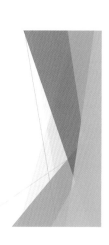

FAQ s

18

Q.検査前の食事、飲水の制限はありますか？
Can I eat or drink before an MRI scan?

A.

▶ 通常通り朝食をとっていただいてかまいません。ただし造影剤を使用する検査によっては制限される場合があります。

You can usually eat and drink in the morning of the scan.

There are a few exceptions, though. If you have an MRI with a contrast agent, your doctor may ask you to fast for a few hours before the scan.

19

〈骨シンチグラフィ〉

検査時の患者接遇

Introduction to
Bone Scan/Scintigraphy

I

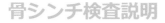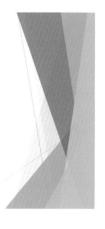

骨シンチ検査説明

2

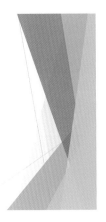

☑骨シンチとは何ですか？

☑どうして骨シンチをするのですか?

3

What it is and why it is done

What is Bone scan?
• A nuclear bone scan is a functional test to identify physical and chemical changes in bone
  ;it measures an aspect of bone *metabolism*, which most other imaging techniques cannot.

Why is it done ? (Why not FDG-PET ?)
• The nuclear bone scan competes with the FDG-PET scan in seeing abnormal metabolism in bones, but it is much less expensive.

4

骨シンチとは？
骨シンチは機能検査で骨の形態及び機能変化をみつけることができます。他の画像診断検査では骨代謝機能を調べることができません。

どうして骨シンチをするのですか？(FDG PETではないのですか?)
FDG-PETでも骨代謝機能を調べることはできますがそれに比べ非常に廉価です。

5

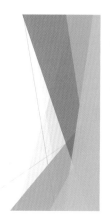

☑前処置

6

How do I prepare for the scan?

Eat and drink
- No preparation is needed.

Pregnancy and breast feeding
- If you are or may be pregnant, be sure to tell the staff before scheduling the exam.
  You will discuss other options with your doctor.
- If you are breast feeding recently, please tell the staff.

However, based on your condition, you may need specific preparation.

7

飲食
特に準備することはありません。

妊娠、授乳
妊娠しているもしくは可能性がある場合は予約をする前にお知らせください。該当する場合は代替検査を主治医と検討していただきます。
授乳中の場合もお知らせください。

ですが、特別な準備が必要な場合もあります。

8

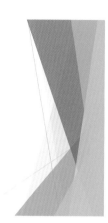

検査手順

☑患者確認

☑妊娠または授乳中の確認

☑薬剤について

☑撮影について

☑待機時間について

☑排尿について

☑検査時の注意事項

☑検査にかかる所要時間

How the procedure is performed

- The staff will ask your full name and date of birth.
- If you are or may be pregnant, be sure to tell the staff.
- If you are breast feeding recently, please tell the staff.
- The patient is injected with a radioactive pharmaceutical* of **Technetium-99m** and then scanned with a gamma camera. The radioactive substance will gather at spots of physical and chemical changes.
- Technetium-99m has a half life of 6 hours; It will lose half of its radioactivity in 6 hours and then another half at the 24-hour mark©. Side effects of the tracer are rare.
- After injection, please return in 2-3 hours for imaging. Image acquisition takes about 30 minutes.

* radioactive Pharmaceutical　放射性薬剤
radioactive contrast agents/dye /tracers などとも呼ばれています。
　© 半減期について一般の方々に向けて分かりやすく書きました。こんな表現ができればかなりの上級者です。

検査時の患者接遇

検査手順

- スタッフはフルネーム、生年月日についておききします。
- 妊娠中もしくは妊娠の可能性がある場合はスタッフにお申し出ください。
- 授乳中である方はスタッフにお申し出ください。
- 放射性医薬品(テクネシウム-99m)が静脈注射された後、ガンマカメラで撮影されます。
  医薬品は骨が変化した場所に集まる性質があります。
- テクネシウム-99mは半減期が6時間であり6時間で放射能は半分に12時間で1/4に減衰します。副作用はほとんどありません。
- 注射後、2時間から3時間後にお戻りいただき検査します。
  検査は30分程で終了します。

11

- About half of the tracer leaves the body through the kidneys and bladder in urine. The other half is localized by the bones. You will need to drink some water to help flush out the tracer that does not concentrate into the bones.

- Anyone having a study
    should empty their bladder
  immediately before images are taken.

- You may have to remove coats and belts and to empty your pockets.

12

- トレーサーの約半分が腎臓及び膀胱から排泄されます。残りの半分が骨に沈着します。ですから待機中は骨に集まらないお薬を排泄するようお水を摂取してください。

- 検査直前にも排尿していただきます。

- 上着やベルトを取っていただいたり、ポケットの中のものを全て出していただく場合があります。

13

- During the scan, you will be asked to lie still
  on the table so as to minimize artifacts on the imaging.
  The cameras will be positioned over and under your body.
  The camera will come very close to you but will not touch◎ you.
  You will not be in a tunnel or completely enclosed◎ ◎.

◎ touchを使う事で必要以上の心配をさせないように配慮しました。

◎ ◎ 密閉された空間もこのように表現すれば不安が和らぐかもしれません

14

48

- 画像にアーチファクトができるだけ発生しないように(検査中は)寝台に横たわりじっとしていただきます。
  カメラはお腹側と背中側にあります。
  カメラは近接してきますが、ぶつかることは決してありません。
  また完全な閉所になることもありません。

|5

検査後

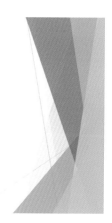

☑摂食、飲水について

|6

After the scan

▶ You will be able to go back home right away and return to your normal routine.

▶ Drink lots of liquids* for 24 hours after the scan unless your doctor tells you not to.

This would help you to urinate* the remaining * tracer out.

*liquid　飲み物
urinate　排尿する
remaining　残存した

17

検査後

・ 検査終了後すぐに帰宅し、日常生活に戻ることができます。
・ 医師による水分制限の指示がなければ、検査後24時間は水分を多めに摂取してください。残留したトレーサーの尿排出を促進できます。

18

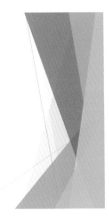

〈FDG-PET/CT〉

Introduction to
fluorodeoxyglucose (FDG)
-Positron Emission
Tomography(PET)
/Computed Tomography(CT)scan

検査時の患者接遇

I

FDG-PET/CT 検査説明

2

☑FDG-PET/CTとは何ですか？

☑どうしてFDG-PET/CTをするのですか?

3

What it is and why it is done

What is FDG-PET/CT scan?

FDG stands for fluorodeoxyglucose.

PET stands for positron emission tomography.

CT stands for computed tomography.

It provides information about blood flow and how your body is using sugar.

Why is it done?

A pet scan shows what is happening in your cells, which might help your doctor find a disease that other imaging can not find.

4

FDG-PET/CTとは？
FDGは　fluorodeoxyglucose　の略です。
PET は positron emission tomography　の略です。
CT は　computed tomography　の略です。
FDG-PET/CTは血流と糖代謝情報が取得できます。

どうしてPET/CTをするのですか？
細胞レベルの情報を得る事で他の画像検査では
分からない病気を見つけられる可能性があるからです。

5

放射線の影響

☑リスクとベネフィット

☑妊娠の確認

☑授乳中の確認

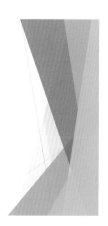

6

Influence of radiation

▶ The PET scan involves a radio active tracer.
CT scan uses X-rays.
However, the benefit you will receive is larger than the risk of irradiation*.

▶ If you are or may be pregnant*, be sure to tell the staff.

▶ If you are breast feeding recently, please tell the staff: Radiation exposure to your child.

*Irradiation: 被ばく
pregnant : 妊娠した

7

放射線の影響

▶ PET/CT 検査では放射性医薬品とCTによる
被ばくをしますが、検査から享受するベネフィットが
被ばくのリスクを上回ります。

▶ 妊娠中もしくは妊娠の可能性がある場合はスタッフにお申し出ください。

▶ 授乳中である方はスタッフにお申し出ください。
(授乳中の乳児被ばく)

8

検査手順

- ☑患者確認
- ☑既往歴、副作用の確認
- ☑ 服薬について
- ☑食事制限について
- ☑待機時間について
- ☑位置決め時に身体を触ること
- ☑画像の障害陰影について
- ☑体の静止の必要性
- ☑検査時の異常時の伝達
- ☑検査にかかる所要時間

検査時の患者接遇

9

How the procedure is performed

- ▶ The staff will ask your full name, date of birth, medication, and the history of adverse effects.
- ▶ Do not eat anything; only water six hours before your appointment.
- ▶ You may have to remove anything with metal and have to change into a hospital gown*. Because metal make the images blurry*.
- ▶ The patient is injected with a radioactive pharmaceutical of 18F-FDG.
  And then you will be asked to wait approximately one hour before the scan.
- ▶ You must lie on the couch and stay still.
- ▶ The staff may align your body for your safety.
- ▶ The scanner is shaped like a donut and you will go through.
  Please tell the staff if you get nervous.
- ▶ The examination will take about 30 minutes.

a gown*　検査着　　　blurry、blurring ぼけ、ぼけた

10

検査手順

▸ スタッフはフルネーム、生年月日、服薬、造影剤副作用暦についておききします。
▸ 検査予約時間の6時間前から食事はしないでください。
　ただし水は飲んでください。
▸ 金属により画像がボケ(ぶれ)ます。身に着けていらっしゃる金属は全て取り外していただき検査着に着替えていただく場合があります。
▸ 注射後、検査までおよそ1時間お待ちいただきます。
▸ (検査中)寝台に横たわりじっとしていただかなくてはなりません。
▸ 安全確保のためスタッフがお体に触れる場合があります。
▸ PET/CT装置はドーナッツ型で(検査中)その中を通過していきます。
　不安感が増大した場合はスタッフにお申し出ください。
▸ 検査は30分ほどで終了します。

11

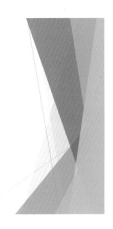

検査後

☑摂食、飲水について

12

After the scan

▶ You will be able to go back home right away and return to your normal routine.

▶ Drink lots of liquids* for 24 hours after the scan unless your doctor tells you not to.

This would help you to urinate* the tracer out.

*liquid：飲み物
urinate：排尿する

13

検査後

▶検査終了後すぐに帰宅し、日常生活に戻ることができます。

▶医師による水分制限の指示がなければ、検査後24時間は水分を多めに摂取してください。

放射性薬品の尿排出が促進されます。

14

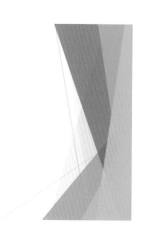

FAQ s

15

Q.FDG-PET/CTの適用はがんだけですか？
IS FDG-PET/CT specific for cancer?

A.

▶ いいえ。

　FDGは糖代謝マーカーであり感染や炎症などの様々診断にも使われます。

▶ No. It is a marker of glucose metabolism.

It may help to identify a variety of conditions including infection and inflammation.

16

Q. FDG は安全ですか？
Is FDG injection safe?

A.

▶ はい。
FDGに関する副作用報告は
今までございません。

▶ Yes.
Side effects to FDG have
not been reported.

17

Q. どうして検査前絶食するのですか？
Why do I have to fast?

A.

▶ 血糖値とインスリンレベル
を下げて腫瘍のアップテイ
クを上げるためです。

▶ To increase more tumor uptake
of the tracer by decreasing
blood glucose and insulin levels.

18

〈医療被ばくの正当化〉

医療被ばくは正当化され最適化される必要があります。

ベネフィットがリスクを上回ることで正当化され関係学会策定ガイドラインの遵守と DRIs2015 を参考にし、防護の最適化に努めているという趣旨のスライドを掲載します。ご所属の施設にあわせてアレンジしてお使いください。

Medical Exposures

1. Justification
: The benefits outweighs the risks

2. Appropriateness
: as low as reasonably achievable (ALARA)

Optimizing the scan protocol
by following guidelines
and applying national Diagnostic
Reference level (DRL)

1

医療被ばくの正当化と放射線防護の最適化

医療被ばくの正当化:　ベネフィット　>　リスク

防護の最適化:　　　　as low as reasonably achievable (ALARA)

関係学会策定ガイドライン

DRLs 2015

2

●自然会話サンプル：医療被ばく編 ─────────

RT: Radiologic Technologist

PT: Patient

RT）Please look at this slide.
This shows justification and appropriateness of medical
（ジャスティフィケイション　アプロプリアトネス）
(radiation) exposure.

こちらのスライドをご覧ください。医療被ばくの正当化と放射線
防護の最適化について説明します。

PT）OK.

RT）The risk from a medical imaging exam is quite small
compared to the benefit of accurate diagnosis.

被ばくのリスクは、正しい診断を受けられるベネフィットからみ
れば非常に小さいものです。

We limit scans to the specific area to minimize radiation
dose.

撮影範囲を絞り被ばく線量を最小限にしています。

We use approved safety protocol and follow CT scan
guidelines.

我々は認可された安全な撮影プロトコールを使用し、ガイドライ
ンも遵守しています。

☺We have installed radiation dose reducing software
and can reduce the dose by up to 50%.

（線量低減ソフトウェアを導入されている御施設は）

当施設は線量低減ソフトウェアを導入しており従来に比べ最大
50% の線量低減をしています、などと付け加えると説得力が増
します。

PT）Great! We should know that.

すばらしいですね。お聞きしておいてよかったです。

説明後の対応

☑質疑応答

何か質問はありますか？

Do you have any questions?

他にお役に立てることはありますか？

☺**Is there anything else I can do for you?**

　自然にこんな表現が出てくれば、きっとプロだなと感心してくれるはずです。

☑謝辞

本日はお付き合いいただきありがとうございました。

Thank you for your patience / sharing time with me today.

お大事に。

Take care.

　などと締め、患者が部屋を出るときにさりげなくドアを開けてあげます。

　お疲れ様でした！

看護師のための表現集

放射線検査に携わる看護師の方々に使っていただきたい表現です。多くの方々にご協力をいただきました。

☑患者確認

（本人確認のため）

お名前と生年月日をお願いします。

May I have your full name and date of birth?

過去に造影剤を使ったことがありますか。

Have you ever tried any contrast agents / dye* before?

* dye 造影剤
　ダーイ
　もともとは染色を意味する言葉です。面白いのは白髪や眉毛染にも "dye" は使われます。
　血管を染色する感覚でしょうね。

（造影剤を使用した際）

具合が悪くなったことはないですか。

Have you ever felt sick?

（もしあるなら）

どんな症状でしたか。

☺Can you describe* how it happened?

* describe　説明する
　ディスクライブ

気管支喘息やアレルギー性の病気はないですか。

Have you ever been diagnosed* with any allergic conditions** or asthma***?

* be diagnosed with　〜と医師から診断される
　ビー ダイアグノーズトウ　ウイズ
　難解な言葉ですが、これを使えば医師からの診断を受けている
　ことの確認がとれます。
** allergic condition（s）　アレルギー症状
　　アラージック　コンディション（ズ）
*** asthma　喘息
　　　アーズマ

☑血管確保

造影剤を入れるための注射をさせてください。

I am going to give you an IV*.

* IV
　アイ　ヴィー
IV は intravenous injection（静脈注射）の略で、読む時はアルファ
　　　イントラヴィーナス　インジェクション
ベット読みします。

（透析患者に対して）

シャントはありますか。

Do you have a fistula* （for hemodialysis** treatment） ?

* fistula　シャント
　　フィスチュラ
** hemodialysis　透析
　　ヒーモディアリシス

いつもどこの血管で点滴をとることが多いですか？
⇒発想の転換です（よい血管はよくルートをとる血管です）。

Do you know a good vein*?

* vein　静脈
　　ヴェイン

右（左）腕に注射をします。袖をまくってください。

Can I give it* to you into your right/left arm? Please roll up your right/left sleeve.

*この場では IV のことです。

右腕をまくって台の上に腕を置いてください。

Roll up your right sleeve and put your arm on this table*.

* ☺table の概念はかなり広いです。CT の寝台くらいは table で表現できます。

点滴ルートの確認をします。

Can I check your（vascular＊）access?

＊ vascular　血管　ヴァスキュラ

止血帯で右腕を縛ります。

☺**Can we apply the tourniquet＊?**

＊ tourniquet　止血帯　トゥーニケット

手を強く握ってください。

☺**Make a strong fist＊, please.**

＊ fist　にぎりこぶし、げんこつ　フィスト

アルコール消毒やテープで皮膚がかぶれたことはないですか。

**Did you have some allergic rash＊with＊＊
alcohol or medical tape before?**

＊ rash　かぶれ　ラーシュ
＊＊ with　アルコール消毒とテープを組み合わせて一揃いになる
　　　という感覚です。

注射をします。ちょっとチクッとします。

**You will feel a slight pin prick＊when the
needle is inserted（into your vein for the IV）.**

＊ prick　チクッとした痛み
　　プリック

痛みはないですか。

Does this hurt?

指先にしびれを感じますか？

Are you feeling any sudden/stinging* pains in your fingers?

* stinging　刺すような、ずきずきする　スティンジング

失敗してしまいました。別の場所にもう一度注射させてください。

☺**I missed the vein. Can I try it again?**

手を開いてください。

Can you open your fingers?

腕を下にして手を握ったり開いたりしてください。

☺**Let your arm hang* down.**
☺**Make a fist slowly and release it over and over.**

* hang　下げる、垂らす　ハング

お知らせするまで肘を伸ばしたままこちらでお待ちください。

Please keep your arm in that position and wait here until further* notice**.

＊ further far の比較級で、さらにの意味です。　ファーザー

＊＊ notice　お知らせ　ノーテイス

他の人に代わります。

I will have someone to help you.

☑検査室へのご案内

検査室へ移動します。

Can we go to the exam room ?

こちらにお願いします。

This way, please.

こちらの台に仰向けになってください。

On your back on this table, please.

これから CT の撮影をします。

We are starting the exam.

検査中は合図が入ります。

You will have some instructions during the scan.

看護師のための表現集

その指示に従ってください。

So please follow ＊ them.

＊ follow　従う
　　フォーロー

☑造影剤投与時

これから造影剤が入ります。造影剤が入るとお体が熱くなります。

We are going to inject an agent, which makes you have hot sensation ＊.

＊ sensation　激しい感覚
　　センセーション

ご気分悪くないですか。

Are you（feeling）all right?

☑検査終了後

検査は終わりです。お疲れ様でした。

The exam is over.

針を外します。針を抜いた後に強めのテープで留めますので、ご自分で10分押さえてください。

We will get rid of the needle and put some bandage. Will you hold that for 10 minutes?

30分くらいしたら様子見て、テープを剥がしてください。

You may get rid of the bandage in 30 minutes.

検査後は水分をいつもより多めに取るようにしてください。

Please drink lots of liquids* for the rest of the day**.

* liquids　種類を限定しないために複数形にしてあります。
　リクィズ

** for the rest of the day　（これから残りの）1日

●自然会話サンプル

N: Nurse

PT: patient

N）Good morning, sir.

　　おはようございます。

　　I am a registered nurse Aoi.
　　　　　　レジスタード

　　おはようございます。私は本日担当させていただく正看護師の青
　　井と申します。

　　How are you doing today?

　　ご機嫌いかがですか？

　　May I ask your full name and date of birth*, please?

　　（本人確認の為）お名前と生年月日をお願いします。

PT）Good morning.

　　おはようございます。

　　My name is John Smith. Born on 4th of July 1950.
　　　　　　　　　　　　　　　　ナインティーン フィフティ

　　私の名前はジョンスミスです。1950年7月4日生まれです。

N）We are going to use a contrast agent today.

今日は造影剤を使う予定です。

Have you ever tried any before?

　過去に何か造影剤を使ったことがありますか。

PT）No, I've never been. So I am/feel a bit nervous.
^{ナーヴァス}

　いいえ。ですから少し緊張しています。

N）I understand how you feel. Have your doctor ever told
　you that you have allergies or asthma?
^{アーズマ}

　お気持ちはわかります。アレルギーや喘息との診断を今まで受け
　たことがありますか？

PT）No.

　ないです。

N）OK. Then I am going to give you an IV.

　では注射をしていきます。

　Can I give you it into your right arm?

　右手に注射をしていきますがよろしいでしょうか。

　Please roll up your right sleeve.

　右袖をまくってください。

N）I am going to clean your arm.

　アルコールで消毒していきます。

　Alcohol may make you feel cool.

　アルコールでヒヤッとするかもしれません。

　Now I am going to give you a needle and it may sting * a
^{スティング}
　little.

　これから針を刺していきますので"ちくっ"とするかもしれません。

　＊ P67 参照ください。

コラム　少数

　少数は便利ですが、小数点位置を間違えると重大な事故に繋がります。

　Institute for Safe Medication Practices では医療事故を防止するため、**小数点を使用しない**表記をすすめています。

　例）0.5g ⇒ **500 mg**

　どうしても小数点を使わなければならない時は、.5 g（ポイントファイブ　グラム　と読みます）ではなく、**0.5 g**（ゼロ　ポイント　ファイブ　グラム　と読みます）と０をつけることを奨励しています。

コラム　😊 コロン：とセミコロン；

　両者をきちんと使い分けられれば相当な上級者です。

　両者を比較し理解を深めましょう。

コロン：

　後に例やリストが続きます。

　例）Three students in the yard: Tom, Nelly, and Bill.

　フォーマルな文章で前の文章を詳しく説明します。

　引用を導きます。

　例）We should remember John Kennedy's famous words: "My fellow Americans: ask not what your country can do for you — ask what you can do for your country."

セミコロン；

　見た目通りコンマとピリオドの中間の働きをします。

　すでにコンマが使われている場合に、コンマの代わりに使用します。

　フォーマルな文章で節と節をつなぎます。

　例）The weather forecast said it would rain; nevertheless we went out on a trip.

　ただし例外も多いので、多くの英文に触れて感覚を身につけていくことは必要です。

☺ 医療英語

　医療英語は接頭語、接尾語、語幹が組み合わさってできています。つまり、単語をいちいち覚えるよりも構成要素を覚えていけば単純計算ですが、その負担は 1/3 で済んでしまいます。日常生活ではほとんど使われませんので英会話のレベルを高めたいという方には無意味かもしれませんが、医療英語を身につけたいと思っている方にはまさに " 宝石 " です。

　本書では効率良く覚えられるようアルファベット順に並べました。

　便利なように難しい発音はカタカナ表示、ストレスを置く箇所は赤文字にしてあります。

　赤文字は強く気持ち長めに発音してください。

★ ab ⇔ ad

　ab は「〜から離れた」を意味します。

　ad は「〜の方へ」を意味します。

　例）abduction　外転　　⇔　adduction　内転
　　　アブダクション　　　　　　　アダクション

★ angi/o は血管を表す連結形です。

　例）MR angiography（MRA）MR 血管撮影
　　　エムアー アンジ オグ ラフィー

　　　angiospasm　血管痙攣　angiofibroma　血管繊維腫
　　　アンジ オスパ ーズ ム　　　　アンジ オフィブ ローマ

★ anti は「抗して」を意味します。

　例）antibiotic　抗生物質　アンテイバイオーテイック

★ **bi** は 2、重なった、双方の意味です。

  例）bilateral 　両側の
  　　　バイラテラル
  　　　bifurcation 　分岐
  　　　バイファケイション

★ **cardi/o** は心臓を表す連結形です。

  例）cardiopulmonary bypass（CPB）人工心肺術
  　　　カルデ゛ィオパ゛ルモナリー バ゛イパ゛ス
  　　　cardiac CT/MRI 　心臓 CT/MRI
  　　　カルデ゛ィアック CT/MRI

★ **cervix** 元来は子宮頸管 : cervix of the uterus の意味です。
  他の語と接続する時は cervic/o と形を変えます。

  例）cervicitis 　子宮頸管炎（cervic + itis →子宮頸管＋炎症）
  　　　セルヴィサイテイス
  　　　cervical spine 　頸椎
  　　　セルヴィカル 　スパイン

  人体の頸部状のものを指す時に使われます。

★ **chole** は胆汁の意味です。

  例）cholelith 　胆石 = gallstone（chole + lith →胆汁＋石）
  　　　コレリス
  　　　cholecyst 　胆嚢 = gallbladder（chole + cyst →胆汁＋
  　　　囊胞）
  　　　コレシスト

★ **colo** は大腸 / 結腸の意味です。

  例）colonoscopy, colonography
  　　　コロノスコピー , コロノグラフィ

★ **crani/o** は頭蓋の意味です。

　派生語の cranial は形容詞です。

　例）cranialstenosis　狭頭症（cranial + stenosis →頭蓋＋
　　　狭窄）

　　　クラニアルステノシス

　　　craniotomy　開頭（cranial + otomy →頭蓋＋切開）

　　　クラニオトミー

★ **contra** は「～の反対」を意味します。

　例）contraindication　禁忌

　　　コントラインデイケーション

★ **cyst** は膀胱、胆嚢の意味です。

　例）cystotomy　膀胱切開、胆嚢切開（cyst + otomy →膀胱
　　　＋切開）

　　　シストトミー

★ **dia** は「～を通して」の意味です。

　例）diagnosis　診断（検査を通して知る情報）

　　　ダイアグノーシス

★ **dis** は除く、剥ぐの意味です。

　例）disease　病気（dis + ease → ease を剥ぐ）

　　　ディジーズ

　　　disinfection　消毒、殺菌（dis + infection →感染を除く）

　　　デイスインフェクション

★ **ex** ⇔ **in**

　ex は「～から外へ」を意味します。

　in は「～から内へ」を意味します。

例）exhale　呼気⇔ inhale　吸気
　　　エックスヘール　インヘール

★ **gastr/ic** は胃を意味します。
　例）gastric cancer　胃がん
　　　ガーストリック　キャンサー

★ **gnos/ia** は知識力、認知力の意味です。
　例）prognosis　予後（pro　未来＋ gnosis）
　　　プログノーシス
　　　diagnosis　診断(dia + gnosis →〜を通して＋知ること)
　　　ダイアグノーシス

★ **hema/hemo** は血液の意味です。
　例）hemangioma　血管腫（hem + angi + oma →血＋血管
　　　＋腫瘍）
　　　ヘマンジオーマ

★ **hemi, semi** は半分を意味します。
　例）semiconscious　反意識の
　　　セミコンシャス

hepat/o は肝臓を意味します。
　例）hepaticartery　肝動脈（hepatic + artery　肝臓の形容
　　　詞＋動脈）
　　　ヘパテイック　アーテリー

★ **histo** は組織の意味です。
　例）histology　組織学（hist o + logy　学問）
　　　ヒストーロジー

★ **homo** ⇔ **hetero**

　homo は「同じ」の意味です。

　hetero は「異なった」の意味です。

　例）homogenous　均質の ⇔ heterogenous　異質の、不均
　　　一の
　　　ホモジーナス　　　　　　　　　ヘテロジーナス

★ **hydro** は水の意味です。

　例）hydrophobia　恐水病、狂犬病（hydro + phobia　水 +
　　　強い恐怖心）
　　　ハイドロフォービア

　**注意）y と i が変わるだけですが、hidro になると汗や汗組織
　　　の意味になります。**
　　　Hidrocystoma　汗膿腫
　　　ハイドロシストーマ

★ **hyper** は過剰、正常以上などの意味です。

　反対は **hypo** で正常以下、不全、欠損などの意味です。

　例）hypertrophy　栄養過多（hyper + trophy　栄養）
　　　ハイパートロフィー
　　　⇔ hypotrophy
　　　ハイポトロフィー

★ **hyster/o** は子宮の意味です。

　例）hysterectomy　子宮摘出術（hyster + ecomy　摘出）
　　　ヒステレクトミー

★ **in** は大きく2つの意味があります。

　1. ～の中へ
　2. 不全

例）① injection　注射、注入
　　　　インジェクション
　　　insomnia　不眠症
　　　インソムニア
　　✍アメリカ映画のタイトルにもあります。

★ infra, sub ⇔ supra
　　infra, sub は「～より下の」を意味します。
　　supra は「～より上の」を意味します。
　　例）inframammary　乳腺下の⇔ supramammary　乳腺上の
　　インフラマーマリー　　　　　　　スープラマーマリー
　　✍赤外線は infrared です。

★ ism 状態、理論の意味です。
　　例）hyperthyroidism　甲状腺機能亢進症
　　　　ハイパーサイローディズム

★ leuk/o は白色の意味です。
　　例）leukocyte　白血球（leuko + cyte 細胞）
　　　　ルーコサイト

その他の色を表す語根

色	語根	読み方	使用例	読み方	訳
黒	melano-	メラノ	melanoma	メラノーマ	悪性黒色腫
赤	erythro-	エリスロ	erythrocyte	イルスロサイト	赤血球
青	cyano-	サイアノ	cyanosis	サイアノーシス	チアノーゼ
緑	chloro-	クロロ	chlorophyll	クロロフィル	クロロフィル
黄	xantho-	サンソ	xanthoderma	サンソダーマ	皮膚黄変

★ **mal** は悪い、不良の意味です。

　例）malaria　マラリア（mal ＋ aria 空気）
　　　マレーリア

　✎過去には、日本やヨーロッパなどでもマラリアが流行した
　と考えられています。イタリアの都市が高台にあるのは、低
　湿地がマラリアの多発地帯であったためとする説もあります。

★ **mono ⇔ multi**

　mono は一つ、単一　の意味です。
　multi は多くの　の意味です。

　例）monoma　孤立腫
　　　モノーマ

★ **myo** は筋肉の意味です。

　例）myofibroma　筋繊維腫（myo ＋ fibr 繊維 ＋ oma 腫瘍）
　　　マイオフィブローマ

★ **narco** は睡眠の意味です。

　例）narcosis　昏眠（narc ＋ osis　状態）
　　　ナクローシス

★ **necro** は死の意味です。

　例）necrosis　壊死（necr ＋ osis 状態）
　　　ネクローシス

★ **osteo** は骨の意味です。

　例）osteopathy　骨障害（osteo ＋ pathy 障害）
　　　オステオパシー

★ **post, reto** は後ろ、後方の意味です。

　例）postmortem imaging　死後画像診断(post＋mortem　死)
　　　ポーストモータム　　　 imaging
　　　retrospective study　後ろ向き研究
　　　レトロスペクテイヴ　スタディー
　　　⇔ prospective study

★ **tachy** は早い、急速の意味です。

　例）tachycardia　頻脈（tachy＋cardia　心臓）
　　　ターキカルディア
　　　反対は bradycardia 徐脈です。
　　　　　　ブラディカルディア

★ **trans** は「〜を越えて」の意味です。

　例）transfusion　輸血（血液が個体を越えて移動し溶解する）
　　　トランスフュージョン

★ **tri** は 3 の意味です。

　例）trilateral　三側の
　　　トライラテラル

★ **urethra/o** は尿道の意味です。

　例）urethrography　尿道造影
　　　ユーリスログラフィ

☑発達年齢

　日本語では未成年者は子供と一緒くたに扱うことが多いですが、医療英語では厳密な使い分けが要求されます。誕生から成人するまで以下のような時期に分類されます。

　筆者はこのなかで特に adolescence という単語を聞くと思い

出すワンシーンがありますのでご紹介します。

　それは、NBC で放送された人気テレビドラマシリーズ "ER 緊急救命室" の中にあります。レジデントのスーザンが AMI で運ばれた患者の治療方針について先輩医師と対立します。

　患者はスーザンと事故調査委員会で争ったスタッフ医師という複雑な関係でした。ですが、スーザンは私情を挟まず患者が希望する治療法をするべきとの姿勢を断固としてとります。すかさず先輩医師から、"Stop being adolescent behavior. Get them out of my way." と言われます。

　"ER 緊急救命室" は臨床英語を身につけるのに本当に役に立ちます。今では時代を感じる部分もありますがおすすめします。

WHO-recommended tiered set of early life age groups[1]

日本語	英語	読み方	年齢群
受胎前	preconcepetion	プリコンセプション	
胎児	fetal	フィータル	受胎～出生
新生児	newborn	ニューボーン	出生～1 か月未満
	neonate	ニオネイト	
乳幼児	infant	インファント	1 か月～12 か月未満
幼児	toddler	トドラー	1 歳～2 歳未満
小児（前期）	early childhood	アーリー チャイルドフトット゛	2 歳～6 歳未満
小児（後期）	middle childhood	レイト チャイルドフトッド゛	6 歳～11 歳未満
青年期（前期）	early adolescence	アーリー アドレッセンス	11 歳～16 歳未満
青年期（後期）	late adolescence	レイト アドレッセンス	16 歳～21 歳未満

1) Identifying important life stages for monitoring and assessing risks from exposures to environmental contaminants: results of a World Health Organization review. Cohen Hubal EA et al. Regul Toxicol Pharmacol. (2014).

標識

施設の注意事項を記した標識は外国人患者にも理解し遵守してもらわなければいけません。

ただし、日本とはバックグラウンドが異なるため直訳ではうまく伝わらないかもしれません。

本書では原文の"意味"をできるだけ忠実に伝えられるよう工夫しております。

管理区域
Radiation* Controlled area

*英語にする時は"Radiation"をいれた方が丁寧です。

許可なくして立入を禁ず
UNAUTHORIZD ENTRY PROHIBITED

*英語では"NOT""DO NOT"等の否定語は直接的すぎるので
標記のようにしました。

エックス線検査を受けられる方へ
NOTICE

1. 指示があるまで入室しないで下さい。
   Do not enter unless approval is given by the authorized staff.
2. 機械器具には手を触れないで下さい。
   Do not touch or operate the equipment.
3. 介助等で立ち入る場合は技師の指示に従って下さい。
   If you need assistance with mobility, feel free to ask the staff.
4. 妊娠またはその疑いがある方は
   事前に医師又は技師に申し出て下さい。
   If you are or may be pregnant,
   be sure to tell the staff before having an x-ray taken.
5. 現金貴金属等には十分注意して下さい。
   Patients and visitors are responsible for all belongings.
6. わからない事は医師又は技師にお尋ね下さい。
   If you have any questions, feel free to ask the staff °.

°staff 職員　集合名詞なので複数形になりません。

院長
Director

患者誤認防止のお願い
◎ Patient identification and procedure matching
臨床現場に則するよう意訳してあります。

当院ではご本人を確認するためにあらゆる場面でフルネームと生年月日を
名乗っていただきます。
It is our practice to ask full name and date of birth to identify patients before the procedure.

患者さまの安全を守るためにご協力下さい。
◎ This is done to make sure that each patient gets the correct machine, information, examination and treatment.
Thank you for your cooperation and understanding.
患者さまの安全を守る具体的な行為も示してわかりやすくしました。

病院長
Director

3

標識

高磁場注意
Strong Magnetic Field

ここから磁場発生エリアになります。
Beyond this point
You are in the presence of magnetic fields.
ストレッチャー、車椅子、輸液スタンドはMRI仕様のみに限定されます。
Restricted to gurneys*, wheelchairs, and infusion pump stands dedicated to* MRI use.

* gurney ストレッチャー，dedicated to 専用の

4

前置詞

　前置詞は英語にちょっとした味付けをしてくれるスパイスのようなものです。学生時代に愛用した（?）文字がびっしりつまった文法書を持ち込むのもいいですが、もっと良い方法があります。

　それはイメージ学習です。

　邪道と言われるかもしれませんが、まず各前置詞が持っている基本イメージをしっかりと覚えてください。

　さらに勉強を続けたい方は、基本イメージから外れた用法を例外としてそのつど覚えていってください。

　例外のない規則はありません。ここはあきらめてください。

　これが最も無駄のない前置詞マスター法です。

　本書ではよく使われる基本前置詞5つに絞ってご紹介します。

前置詞攻略には

イメージ学習！

前置詞

基本概念

For: 方向

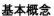

On: 接触

At: 点

In: 包囲

2

On と in の使い分け

Sitting in the chair

Sitting on the chair

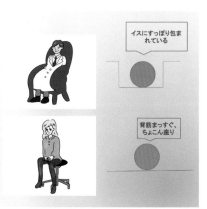

3

at, for , to の使い分け

- He threw him a ball.
  ボールは彼に当たっている

- He threw a ball at him.
  ボールを彼に目がけて投げた。
  (あたったかどうかは不明)
- He threw a ball for him.
  ボールを彼の方向に/ために投げた。
  (届いたかどうかは不明)
- He threw a ball to him
  ボールを彼まで投げた。
  (到達している)

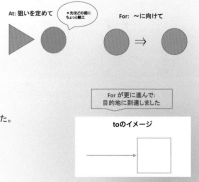

4

練習4　on または in を入れて文を完成させてください。

There are many oranges (　　) the tree.

She has a ring (　　) her ring finger.

The island is (　) the Japan sea.

The town is (　) the mountain.

5

練習4　回答及び解説

There are many oranges *(on) the tree.
in とするとオレンジが幹に埋まっている状況になります。
*みかんはmikan, satsuma, mandarinなどと呼ばれています。
She has a ring (on) her ring finger.
　in だと指にめり込んでいて痛そう！
The island is (in) the Japan sea.
　日本海に抱かれているイメージです。
The town is (on) the mountain.
　on は躍動、変化も表現します。
　　(町の発展、過疎化)

6

前置詞

88

Transition words and phrases（転換語）

あまりなじみのないかもしれませんが、転換語は作者の考えを辿る手助けをするいわゆる "道案内" です。

正直、論文を読むのは大きな負担です。

面白そうな論文タイトルを見つけたとき、みなさんはどうされているでしょうか？

文頭からお読みになっているでしょうか？

確かにこれは間違いない方法ですが、投資した時間に対しリターンが小さいかもしれません。これでは非効率です。

私のおすすめは段落の最初の転換後を見て、重要な段落か否か判断しながら読んでいくやり方です。

重要な段落を読むだけで論文の概要は理解できるものです。

期待外れと思ったらここで読むのをやめてしまえばいいのです。

面白そうだな、期待できそう！ と思ったら、読み返していきます。

この時はすでに要旨が頭に入っていますので、数段速く読めて深い理解も得られます。

この項では、覚えておきたい transition words and phrases を紹介します。

役割	語彙
集約　まとめ	thus, therefore, so, in concusion, in other words, in short, insummary, etc.
列挙　昇順	first, firstly at first, to begin with, initially second, secondly, then finally, lastly
理由	because（of）, due to,（in order）to
結果	as a result, as a consequence, therefore, thus, consequently, hence
強調	undoubtedly, indeed, especially, clearly, absolutely, definitely
例示	such as, for example/instance, including

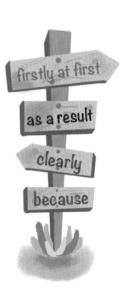

Phonics（フォニックス）

　フォニックスはつづりと読み方の規則性を利用し子供達に読み書きを教える方法です。

　今では日本でも中学一年生の必修科目です。

　当然ながら筆者の学生時代にフォニックスは学習科目としてなく「どうして英語の文字は読みと一対一で対応していないのだろう？」と疑問に思っていました。

　当時の先生からは「そういうものだよ」「じきに慣れるよ」の回答しかありませんでした。

　「本当に慣れるかな？？」と思いながらノートに何度も書いてそれこそ"手で覚えた"ものです。

　フォニックスを知ればシステム学習が可能になります。

　ですが、フォニックスのことだけで本一冊書けるほどのヴォリュームに相当します。本書では特に役立つルール３つをご紹介することにとどめ、その他は専門書に譲ることにします。

　まず、英語の母音にはアルファベット読みとフォニックス読みの２種類があることを覚えてください。
<u>両者は完全に別の読み方です。</u>

母音	アルファベット読み	フォニックス読み
A	エィ	アとエの中間
I	アィ	口を横に開いてイ
U	ユー	曖昧なア
E	イー	口を横に開いてエ
O	オゥ	下顎を大きく下げたア

Phonics

☑母音が重なる時

1) 最初の文字はアルファベット読み！
   2番目の文字は読まない！

aid を例にとります。

aid は " エイド " と読みます。つまり i は発音されません。

多くの方が、「読まないのなら書く必要はないだろう！」と考えると思います。

ご意見はもっともなのですが、実はなくすことができない理由があります。

aid の i は「a がアルファベット読みだよ！」と教えるのが役目なので発音しないのです。

似たような綴りの add と比較するとよくわかります。

こちらは a にストレスがおかれ母音（1つ）ですからフォニックス読みになります。

「アというつもりでエと言う」と教わった例の " アとエの中間 " です。

2) 2つ重なると新音！

Out を例にとります。

初めてこの単語をご覧になった時のことを思い出してください。「オウト」と読んでいた方がほとんどではないでしょうか。

しかしこのルールに従えば ou は新音に生まれ変わり「アウト」となります。

August「オーゲスト」や because「ビコーズ」もこのルールを知ることで、どうしてこう発音するのか納得していただけると思います。

Phonics

☑単語最後の e

母音*＋子音＋ e で終わる単語の e は発音されません。
　＊母音はアルファベット読み

　このルールが適応されるものには drive, ride, face, rope など沢山あります。

　このルールがあるから drive が（ドリブ）ではなく（ドライブ）、ride が（リド）ではなく（ライド）と読まなければならないのです。

　ただし、<u>give のような例外</u>もあることはお忘れなく。

☑抄録作成

　英語抄録作成は国内の学術研究会でも必須になりつつありま
す。書く目的を「抄録を書ければいいや」から抄録を読んでく
れた人が「面白そうだな。聴いてみたいな」と思えるような抄
録を書いていきましょう。

　本書ではいくつかのテクニックをご紹介します。

●タイトル

　かなり重要なポイントです。ここから抄録を読もうか読まな
いか読者は一時フィルターをかけてきます。私は「内容勝負です。
タイトルはあまり気にしていません」なんて考えはすぐに捨て
ましょう。

　まずタイトルには学会で話題になっている旬なキーワードを
盛り込むようにしましょう。現在の論文検索エンジンは PC に入
力されたキーワードをタイトルから拾い上げていくシステムで
す。つまり、タイトルに検索者が興味を抱いている学会で旬な
話題が含まれていなければ日の目を見ずに埋もれていってしま
う可能性が高いのです。これは研究をした側から見れば悲劇で
す。

　その他の重要ポイントをご紹介します。

1) 略語は極力使わない

　使用してはいけないわけではありませんが、略語のほうが一
般的な単語（例 CT、PET、MRI、SPECT/CT）以外は略さずに
書きましょう。

　学会ごとに使用可能な略語は公開されていますので事前に必

ずお調べください。

✍ちなみに略語がたくさん使われた抄録は"アルファベット
　スープ"と呼ばれ敬遠される傾向です。

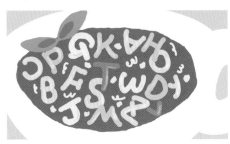

2) 時数制限を遵守する

これには理由が大きく2つあります。

1) 紙面の都合

2) 洗練したタイトルが増える。

1) は当然ですよね。

2) は意外に思われる方も多いと思いますが、これは時数制限
を設けることにより何度も推敲され、洗練したタイトルが生ま
れてくることを期待しているのです。

　例）× triangular shaped figure →○ triangle
　　　× laser pointer whose color in red →　○ red laser
　　　pointer

3) 学（まね）ぶ

　例えば、"○○の検討"はこれまで国内学会でよく耳にし
てきたタイトルです。直訳すると"A study of ○○"や"The
evaluation of ○○"ですがA study ofやThe evaluation of
は冗語とみなされ国際学会ではほとんど使われません。

　思い切って削除しましょう。

4) 学会ガイドラインを遵守する

作成を始める前に必ずお読みください。

いよいよ本文に入ります。

文章の作成に際し最大の労力を注ぐ点は「**シンプルでわかりやすい表現にする**」ことです。

科学論文では間接的な表現や、文学で扱う修辞法は誤解を招いたり要点がつかみにくいなどの理由から現在では奨励されません。有名なのでは Ernest Duchesne の 1897 年の論文で、もっとわかりやすく書かれていたらペニシリンは数十年早く発見されていたかもしれないといわれています。

「英語は前置詞だ！」「いや表現を豊かにする形容詞だ！」など色々な情報が出回っていますが、英語らしい文章を作るために特に私がお奨めするのは動詞の使い方の習得です。

英文は主語、述語、目的語、補語などの組み合わせでできています。

では「このなかで取り除けるものから取り除いていって最後に残るのは？」と聞かれたらなんと答えますか。

2 つまでなら簡単です。もちろん主語と述語です。

では「どっちが最後まで残る？」と聞かれたらどうしますか？驚く方が多いとは思いますが、答えは主語ではなく述語です。

もともと主語を表す subject は従事者、家来という意味です。目的語や補語がいなくなっても最後まで述語（**動詞**）に従う忠実な家臣が主語なのです。

単純な英訳 / 和訳については人間の能力を超越しているツールがたくさんあります。電子辞書、インターネット、翻訳ソフトなど、これらは依存しすぎることなく享受していきましょう。

本書ではそれらの道具では補うことのできない動詞の活用、時制についてお話します。

●時制

英語の時制は全部で12種類ありますが、抄録作成のために
すべての時制をマスターする必要は実はありません。ここでは
Background, Materials and Methods, and Resultsのセクショ
ンごとにご紹介します。

1) Background

事実、現状紹介がメインであり、現在形が使用されることが
多い印象ですが、時制を使い分ける必要はあります。以下の3
つから選べばよいでしょう。

時制	記載事項
現在形 a)	事実、現状、執筆者意見、研究目的
過去形 b)	過去の研究（エビデンスは確立されていない）
現在完了 c)	過去から現在まで研究継続中 （エビデンスは確立されていない、検証中）

例）A conventional technique is[a] postoperative
　　diagnostic radiography.
　　a: 事実⇒現在形

　　The purpose of this investigation was[b] to monitor
　　the localization of seeds.
　　b: 過去の研究でエビデンスを確立されていない⇒過去形
　　☜エビデンスを確立されていれば現在形になります。

Four case reports of seed migration to the heart have
been made [c] , one of which was[b] associated with acute
myocardial infarction.

c: これまで報告されてきた⇒現在完了

b: 心筋梗塞と関連があった⇒過去形

2) Materials and Methods

実験や調査で使用した資材、方法ですから過去形を使います。

例）We examined 16 patients with prostate cancer between October 2006 and February 2007.

3) Results

結果は出されたものですから基本的には過去形です。

例）The patients' ages ranged from 62 to 82 y.

☺ 言い回し次第では過去形プラス現在形のハイブリッドが使えます。こっちが好み！という方はぜひどうぞ。

例）We found that the patents' ages range from 62 to 82 y.

まとめます。

英語抄録で<u>時制に幅を持たせる必要があるのは background</u>だけです。

<u>他はすべて過去形</u>です。

☑スライド作成

こちらに関するセンスは日本が世界一だと思います。

紙面の関係もありこの本では取り扱いません。

☑発表

できるだけ平易な言葉を使ってください。

聴講者の英語レベルには大きな開きがあることを常に頭の中に入れておいてください。

聴講者にはわからない単語を調べる時間が与えられていませ

ん。

ではポイントを 5 つご紹介します。

1) 能動態

受動態はどうしても長文になりがちで、まどろっこしい印象を与えます。

短いフレーズにできるので聴講者の集中力が途切れることを防止できます。

2) 短い言葉

学生時代を振り返ると「熟語を積極的に使いなさい」と英語教師からよく言われました。確かに日常英会話ではあてはまるかもしれませんが、学術活動では決してそうとは限りません。

学会参加者の英語力は人それぞれです。演者にとってお馴染みの言葉が、視聴者にとってはまったく聞いたこともない!? なんてことも十分ありえるのです。

ですから時には英英辞典や類義語辞典も駆使してシンプルで短い言葉を吟味してください。

例）△ give rise to ⇒ ○ cause

△ on the increase ⇒ ○ increasing

△ We performed an analysis of A ⇒ ○ We analyzed A

3) 感情表現

抄録や論文では使われることが少ないinteresting, surprisingなどの感情表現を織り交ぜながら聴講者にアピールしてみるのも "あり" です。ただしやり過ぎは禁物ですが…。

例）The result was a bit surprising!

4）図表のナレーション

As table 1 on the left shows, などのフレーズを 1 つ入れるだけで演者に"グッ"と場慣れした印象が与えられます。

☺ 前述の時制に話を戻します。

図表を説明する時は現在形を使います。

例）Figure 1 nicely illustrates utility of fusion imaging.

Table 2 shows CT scan image settings.

☺ 並列構造

"People in one country cannot live without the help of people in other countries." の文の People in one country と people in other countries は英文構成要素が同じ順番に並んだ並列構造と呼ばれます。視聴者は並列構造で比較対象がすぐに理解できます。

例）The sensitivity of the scintigraphy examinations was 20 of 20（100%）, whereas that of the radiography examinations was 7 of 20（35%）.

✍ シンチグラフィと X 線検査の感度比較です。並列構造の節を繋ぐ whereas が対比効果性を高めます。

☑単語ニュアンスの違いを知る

●関連、関係

電子辞書、ネットである言葉を調べるとたくさんの訳語が出てきます。こんな時は、どれを使ったらよいのか迷った経験がある方は多いのではないでしょうか。ちなみに relationship、relation, relevance の使い分け方を自信を持って説明できる方は何人いらっしゃるでしょうか。

ですが、学会発表でお使いでしたら実はあまり迷うことはありません。

"統計学的に有意な" という意味で使用するのでしたら relationship です。

説明は次のとおりです。

まず 3 者を関連性の強い順に並べかえます。すると、

relevance > relationship > relation

relevance: 非常に強い相関レベル（自明）

relationship: 数学的に相関を検証するレベル

relation: もしかしたら関係があるかもしれないけど検証する意味がないレベル

納得いただけましたでしょうか。

●投与量

dose と dosage、両者には実は明確な違いがあります。

Dose	投与量
Dosage	Dose ＋投与期間、頻度

放射線治療領域で投与線量 2 Gy/ 日を表現する時は
"Dosage of 2 Gy per day" となります。

学会発表

101

● Compare with vs. compare to

高校時代に習ったのは compare with は「比較する」compare to は「例える」でした。

しかし実際は言い換え可能です。

あまり気にする必要はありません。

● Affect vs. effect

綴りも発音も似ています。ですが実はシンプルな見分け方があります。

Affect は動詞

Effect は名詞

で使われるのがほとんどです。

例）Differences in health status may affect the people living there.

The result has a direct effect on our product.

● Case vs. Patient

発生、出来事として捉えた場合は case で個人として捉えれば patient を使います。

さらに case は of と patient は with と一緒に使われます。

例）A case of diabetes is presented.

（糖尿病を発生した出来事として捉えています。）

A patient with diabetes visited our hospital.

（訪問するのは出来事ではなく一人の人間です）

● Duration vs. Timing

Duration は期間やインターバル間隔を指します。

Timing は時機、時間調整、時限、日本語のタイミングです。

例）PET/CT で PET 撮影時間 20 分は Acquisition duration

of 20 min、注射後 I 時間後に撮影開始は Acquisition timing: Ih after injection などとなります。

●理由を表す接続詞は because を！

　誤解を避けるために多義語は避けることが根本にあります。since や as は多義語ですから推奨されていません。

☑数式

●足し算　addition

>add 動詞

例）3 + 7＝10　three plus seven equals/is ten

●引き算 subtraction

>subtract 動詞

例）3-5.5＝-2.5　three minus five point five equals/is negative/minus two point five

●掛け算　multiplication

>multiply 動詞

例）4 × 2＝8　four times two equals/is eight
　　four multiplied by two equals/is eight

●割り算　division

>divide 動詞

例）11 ÷ 2＝5 r* I　eleven divided by two equals/is five
　　＊r は reminder（余り）の略語です。
　　with a reminder of one
　　　　　リマインダー

103

● 微分　differentiation
>differentiate 動詞（デイファレンシエイト）

● 積分　integral
>integrate 動詞（インテグレイト）

● 塁乗　power
二乗　X^2　X squared（スクエアード）
三乗 X^3　X cubed（キューブド）
N 乗 X^n　X to the nth（トゥ　ザ　エヌス）

☑数学記号

記号	読み方
○＞△	○　is greater than △
○＜△	○　is less than △
○≧△	○　is greater than or equal to △
○≦△	○　is less than or equal to △
○≒△ ○ ≈ △	○　is approximately equal to △ ○　is approximately △
○≠△	○　is not equal to △

☑単位

　先進国の中でも特にアメリカ合衆国ではインチや華氏などのローカル単位がよく使われています。長期滞在が予定される方には必要な知識になります。

	国際単位	変換式	現地単位
温度	Celsius セルシウス ℃	[℉] = [℃] × 9/5 + 32	Fahrenheit ファーレンハイト ℉
長さ	centimeter センティミーター cm	[in] = [cm] × 2.54	inchi インチ in
	kilometer キロミーター キローミター km	[ml] = 1.609344 km	mile マイル ml
重さ	gram グラム g	[lb] = [g] × 453.59237	pound パウンド b
	gram グラム g	[oz] = [g] × 28.3495231	ounce アウンス oz

タイムアウト

　筆者が勤務する病院では国外からも多くの研修生の教育を行っています。

　このとき必ずカリキュラムに入れて本国に持ち帰っていただくのがこの「タイムアウト」です。

　もともとはスポーツの世界で行われていたタイムアウトは、医療現場では手術や侵襲的処置行う前に関係者全員が手を止めて確認作業をすることと定義されています。

　タイムアウト導入により医療術者の参加意識が高まり治療成績が改善したとの報告も多くあります。

☑ The reverse time out

　最後にご紹介するのは "The reverse time out" です。

　術者のペースが早くなりすぎて周囲のスタッフがついてきていない。ペースダウンが必要だと感じた、術者からではなくスタッフの発言、**"I need TWO minutes!"** で始まるのでこう呼ばれます。

　この言葉を聞いたら、アドレナリン全開で手技をしていた術者は手を止め、深呼吸をし、落ち着きを取り戻そうとしなければなりません。

　スタッフは術者から遅れを取り戻します。

　この " 空白の 2 分間 " のおかげで、関係者全員が再び同じスタートラインから仕事が始めることができるのです。

参考文献

1）オックスフォード大学出版局・編 . オックスフォード現代英英辞典 第 9 版 . 旺文社 . 2015.

2）齋藤留美子，齋藤了・著 . ＣＤ付き　正しい発音が身につく！　書いて覚えるはじめてのフォニックス . ナツメ社 . 2017.

3）Pearson Longman・著 . Longman Dictionary of Contemporary English (6E) Paperback & Online (LDOCE). Pearson Japan. 2014.

4）高久史麿・著 . ステッドマン医学大辞典　改訂第 6 版【英和・和英】. メジカルビュー社 , 2008.

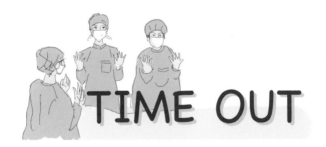

イラスト / 小柳晶子

著者略歴

光野　譲（こうの　ゆずる）

1997 年〜　国立埼玉病院
2001 年〜　国立国際医療研究センター病院
2009 年〜　国立がん研究センター中央病院
2017 年〜　国立国際医療研究センター病院　副診療放射線技師長

診療放射線技師のための英会話研究会代表
公益社団法人日本診療放射線技師会国際委員

放射線検査で使える英会話
Patient Communication in Radiology

価格はカバーに
表示してあります

2020 年 4 月 15 日　第一版 第 1 刷 発行

著　者　　光野　譲 ⓒ
発行人　　古屋敷　信一
発行所　　株式会社 医療科学社
　　　　　〒 113-0033　東京都文京区本郷 3 - 11 - 9
　　　　　TEL 03 (3818) 9821　　FAX 03 (3818) 9371
　　　　　ホームページ　http://www.iryokagaku.co.jp
　　　　　郵便振替　00170-7-656570

ISBN978-4-86003-119-0　　　　　　（乱丁・落丁はお取り替えいたします）

Plain English For X-ray
診療放射線技師のための院内英会話

著者：平井 隆昌・光野 讓・田仲 隆 （国立がんセンター中央病院 放射線診断部）

「掘った芋　いじるな」?!
ジョン万次郎に学ぶ "度胸の英会話実例集"

　診療放射線技師が外国人診療に携わることも珍しくない昨今，当の外国人患者さんからすれば，異国の地での病気への不安は計り知れない。片や英語論文の作成が日常的になっているとはいっても，会話となると苦手意識が先に立つ方も多いはず。

　そこで本書は，かのジョン万次郎の著した日英辞典の原点に立ち返り，「What time is it now!（掘った芋　いじるな）」を実践する "度胸の英会話実例集" とした。

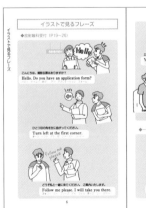

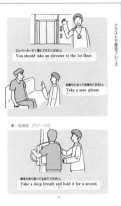

【主要目次】
よく使うフレーズ１―助動詞編／よく使うフレーズ２―動詞編／放射線科受付／一般撮影／乳房検査（マンモグラフィ）／透視検査／血管撮影検査／CT 検査／ MR 検査／核医学検査

■ 新書判　■ 120 頁　■ 定価（本体 2,000 円＋税）　■ ISBN 978-4-86003-412-2

医療科学社　〒 113-0033　東京都文京区本郷 3-11-9　　TEL 03-3818-9821
http://www.iryokagaku.co.jp　　FAX 03-3818-9371

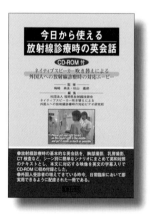